AF232699

LES VIBRIONIENS

DANS

LE PUS DES PLAIES ET DES ABCÈS

ET LES

PANSEMENTS ANTISEPTIQUES

PAR

Le Dr P. BOULOUMIÉ,

Médecin consultant aux Eaux minérales de Vittel (Vosges),
Médecin-major de l'armée, démissionnaire,
Membre de la Société de Médecine pratique de Paris,
De la Société d'Hydrologie médicale de Paris, etc.

Communication faite à la Société de Médecine pratique.

———— ⟩⟩✳⟨⟨ ————

PARIS

ADRIEN DELAHAYE, LIBRAIRE-ÉDITEUR

PLACE DE L'ÉCOLE-DE-MÉDECINE

1875

LES VIBRIONIENS

DANS

LE PUS DES PLAIES ET DES ABCÈS

ET LES

PANSEMENTS ANTISEPTIQUES

PAR

Le Dr P. BOULOUMIÉ, ^{Médecin consultant à Vittel.}

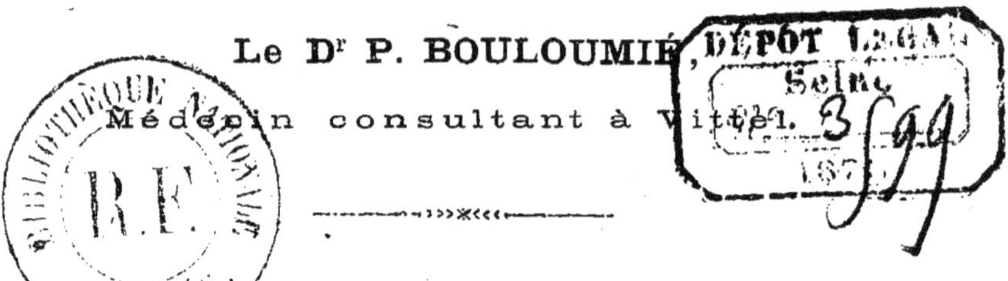

————————))>✖<((————————

Les nombreuses communications auxquelles donnent lieu depuis quelque temps les questions connexes des fermentations à la surface des plaies, de l'influence des vibrioniens sur la marche des plaies et sur les accidents généraux qui suivent les opérations chirurgicales, de l'influence des divers modes de pansement sur le développement de ces organismes, etc., etc., m'engagent à vous faire part de quelques observations que j'ai faites à ce sujet.

En 1866, je rapportais sommairement l'observation d'un homme, qui, atteint d'une plaie, dont la suppuration était devenue successivement mal liée, puis de plus en plus rare, et dont les bourgeons charnus s'étaient affaissés, avait présenté pendant quelques jours un phénomène remarquable, l'émission de bactéries nombreuses par les urines, qui jusqu'alors n'en avaient pas présenté, le malade n'ayant d'ailleurs jamais était sondé.

J'ai continué depuis ces recherches et je les ai reprises avec une nouvelle activité, durant l'hiver dernier, dans le service de M. Demarquay qui était désireux d'apprécier avec le secours du microscope la valeur des pansements dits antiseptiques. Grâce à son obligeant accueil, j'ai pu étudier, outre l'action des pansements ordinaires, celle du pansement, encore peu répandu, de Lister, sur le développement des micro-organismes et je suis arrivé à des conclusions incomplètement rapportées dans les communications du chirurgien de

LES VIBRIONIENS

DANS

LE PUS DES PLAIES ET DES ABCÈS

ET LES

PANSEMENTS ANTISEPTIQUES

PAR

Le Dr P. BOULOUMIÉ,

Médecin consultant aux Eaux minérales de Vittel (Vosges),
Médecin-major de l'armée, démissionnaire,
Membre de la Société de Médecine pratique de Paris,
De la Société d'Hydrologie médicale de Paris, etc.

Communication faite à la Société de Médecine pratique.

———— ›››✳‹‹‹ ————

PARIS

ADRIEN DELAHAYE, LIBRAIRE-ÉDITEUR

PLACE DE L'ÉCOLE-DE-MÉDECINE

1875

LES VIBRIONIENS

DANS

LE PUS DES PLAIES ET DES ABCÈS

ET LES

PANSEMENTS ANTISEPTIQUES

PAR

Le Dʳ P. BOULOUMIÉ,

Médecin consultant à Vittel.

———— ·→>※<<← ————

Les nombreuses communications auxquelles donnent lieu depuis quelque temps les questions connexes des fermentations à la surface des plaies, de l'influence des vibrioniens sur la marche des plaies et sur les accidents généraux qui suivent les opérations chirurgicales, de l'influence des divers modes de pansement sur le développement de ces organismes, etc., etc., m'engagent à vous faire part de quelques observations que j'ai faites à ce sujet.

En 1866, je rapportais sommairement l'observation d'un homme, qui, atteint d'une plaie, dont la suppuration était devenue successivement mal liée, puis de plus en plus rare, et dont les bourgeons charnus s'étaient affaissés, avait présenté pendant quelques jours un phénomène remarquable, l'émission de bactéries nombreuses par les urines, qui jusqu'alors n'en avaient pas présenté, le malade n'ayant d'ailleurs jamais était sondé.

J'ai continué depuis ces recherches et je les ai reprises avec une nouvelle activité, durant l'hiver dernier, dans le service de M. Demarquay qui était désireux d'apprécier avec le secours du microscope la valeur des pansements dits antiseptiques. Grâce à son obli_ geant accueil, j'ai pu étudier, outre l'action des pansements ordinaires, celle du pansement, encore peu répandu, de Lister, sur le développement des micro-organismes et je suis arrivé à des conclusions incomplètement rapportées dans les communications du chirurgien de la maison de santé, qui avait spécialement étudié, et cela avec le plus grand soin et la plus grande précision, les conséquences cliniques de la méthode de Lister.

Plusieurs d'entre vous, Messieurs, m'ont vu l'année dernière poursuivant au laboratoire de la Maison de santé les recherches dont je vais avoir l'honneur de vous soumettre les résultats, et cependant, vous avez sans doute vu dans les Comptes-rendus de l'Académie des sciences que les assertions de M. Demarquay sont sur certains points opposées aux miennes.

C'est cette divergence d'opinions qui m'a engagé, puisque la question avait été mise à l'ordre du jour des sociétés savantes, à communiquer à l'Académie des sciences les résultats consignés dans mes notes et c'est elle qui m'engage à venir aujourd'hui discuter devant vous les opinions qui ont été émises récemment sur cet important sujet dont l'objectif est le pansement des plaies et le traitement des blessés.

Permettez-moi tout d'abord de rappeler quelques-unes des conclusions que j'ai adressées à l'Institut ; elles feront la base de mes appréciations et de mon argumentation :

1º Le pus provenant d'une collection quelconque non en communication directe ou indirecte avec une plaie, ne renferme jamais d'éléments organisés mobiles ou immobiles, pouvant être considérés comme des microzoaires ou des microphytes, autres que des points mobiles très-réfringents, souvent accolés deux à deux.

2º Le pus d'une plaie quelle que soit sa nature et quel que soit le mode de pansement employé, m'a toujours présenté, au contraire, des micro-organismes doués en général de mouvements d'autant plus appréciables que le pus était plus dilué naturellement ou par adjonction d'eau.

3º Dans le pus provenant d'abcès développés dans les parties voisines d'une plaie, quelles que fussent son étendue et sa profondeur, j'ai toujours constaté, au moment même où il a été extrait, toutes les formes et variétés de micro-organismes trouvés dans le pus de la plaie ou quelques-unes seulement, suivant que l'abcès s'était développé dans les parties en continuité ou en contiguïté de tissus avec la plaie.

4º Les mouvements de ces micro-organismes (végétaux ou animaux?) sont généralement peu appréciables au moment de l'ouverture de l'abcès ; ils ne deviennent très-manifestes que lorsque le pus est resté pendant quelques minutes exposé à l'air et surtout lorsqu'il a été étendu d'eau.

5º Les éléments figurés que l'on observe dans le pus, en dehors des globules de pus, des globules blancs et des globules rouges plus ou moins déformés sont à peu près constamment les mêmes, ce sont:

A. — Des granulations isolées ou accolées deux à deux, très-réfringentes, mobiles, qui ne me paraissent pas devoir être rangées parmi les vibrioniens, parce que je les ai retrouvées partout et toujours en l'absence ou en présence des autres vibrioniens indifféremment.

B. — Des chapelets immobiles formés de petites granulations sphériques et analogues pour l'aspect et le volume à la torulacée de l'urine ammoniacale, découverte et décrite par M. Pasteur.

C. — Des granulations immobiles, arrondies, de même forme et de même aspect et de même diamètre que les anneaux constituant les chapelets précédents. Ces granulations sont quelquefois isolées; groupées le plus souvent, elles affectent la disposition de branches reliées à un tronc commun ou d'amas sans forme déterminée. Je les considère, avec le Dr Danet, comme des bactéridies.

D. — Des chapelets rectilignes, formés de deux anneaux un peu allongés, doués de mouvements oscillatoires devenant par intervalle suffisants pour entraîner la progression (bactéries).

E. — Des chapelets tantôt rectilignes, tantôt incurvés, constitués par 2, 3, 4, 5 anneaux, quelques-uns même par 6 et 7, doués de mouvements variés, mais spécialement de mouvements ondulatoires de translation (vibrions).

F. — Des bâtonnets mobiles droits ou coudés et, dans ce cas, formés de deux segments très-allongés dont on ne distingue que les limites et le point de jonction.

Tous ces éléments figurés sont entourés de granulations amorphes (quelques-unes volumineuses parfaitement circulaires, graisseuses), se présentant sous forme de points ou de chaines et constituant à la préparation un fond pointillé. C'est là la substance granuleuse et graisseuse échappée des globules de pus en voie de destruction.

Ces faits d'observation fournissent une preuve très-nette et très-péremptoire à cette loi posée par M. Pasteur d'une manière générale, à savoir que partout où se développent des organismes, des germes ont pu pénétrer.

Ils montrent en outre que, grâce à leur température et leur humidité, les plaies offrent un terrain très-favorable à l'évolution des micro-organismes et que ces organismes peuvent cheminer à travers les vaisseaux et traverser le tissus et les membranes pour former des abcès dans les parties voisines habituellement, mais quelquefois éloignées des plaies.

Le siége des abcès avoisinant les plaies, joint à la présence constante, en pareil cas, des organismes trouvés dans le pus des plaies tend à prouver que c'est par les lymphatiques et quelquefois par les veines que se fait leur migration.

Le degré de vitalité de ces organismes paraissant être en rapport direct avec la plus grande proportion d'eau contenue dans les suppurations, les substances avides d'eau peuvent être considérées *à priori* comme très-efficaces pour arrêter leur évolution.

Le pus crémeux, bien lié, est un tissu de nouvelle formation qui, comme les autres tissus de l'économie, est capable de résister dans certaines conditions aux agents de désorganisation et de fermentation.

Les moyens propres à maintenir le pus dans ces conditions seront donc *à priori* les meilleurs à opposer à la fermentation dans les plaies.

Voyons maintenant ce que nous apprend l'examen des suppurations recueillies sous les divers pansements :

1º Aucun pansement ne met d'une manière absolue les plaies dans de telles conditions que le pus ne contienne pas de micro-organismes.

2º Le mode de pansement influe surtout sur le nombre et la vitalité des micro-organismes trouvés dans les suppurations.

3º Les micro-organismes trouvés dans le pus des plaies sont les mêmes quels que soient les pansements employés. Il n'y a de différence appréciable que dans le nombre absolu ou relatif de chacun d'eux.

4º L'alcool et la glycérine sont les substances au contact desquelles les micro-organismes m'ont paru se développer le moins et sont le plus privés de mouvement.

5º Le pansement de Lister, tel qu'il a été fait à la Maison de santé, pendant que je me livrais aux recherches micrographiques dont les résultats ont été déjà en partie publiés par M. Demarquay, n'a pas préservé les plaies de l'apparition des micro-organismes dans les suppurations.

6º Une seule fois dans le service de M. Demarquay, j'ai examiné du pus provenant d'une plaie soumise au pansement ouaté : quelques micro-organismes, rares il est vrai, y ont été reconnus. Il y avait quelques vibrions très développés. La plaie, ainsi traitée, siégeait au genou, elle était très anfractueuse et de date ancienne, il se peut donc que des germes ou des vibrioniens déjà développés soient restés dans la plaie ou les tissus voisins malgré le lavage préalablement opéré.

7º Dans les cas de plaies à sections nettes, faites par le bistouri, ou de plaies contuses récentes siégeant à l'extrémité des membres, que j'ai largement abstergées avec de l'alcool étendu et que j'ai enduites de glycérine avant l'application du pansement ouaté, je n'ai retrouvé que de très-rares vibrioniens peu développés et immobiles au moment de la levée de l'appareil faite au quatrième et cinquième jour, suivant les cas.

Les propositions qui précèdent montrent combien il est difficile, et cela surtout dans un hôpital, fût-il même dans les meilleures conditions, de s'opposer au développement des vibrioniens à la surface des plaies. Il faut cependant remarquer que le nombre et la vitalité de ces organismes étant très-variables, suivant le mode de pansement employé, il y a bien réellement des agents qui entravent leur évolution et des moyens mécaniques ou autres qui empêchent leur accès.

Le pansement de Lister n'a pas été fait, à la Maison de santé, pendant la durée de mes recherches, de la même manière qu'il l'est à Édimbourg; c'est peut-être là ce qui explique comment M. Lister affirme n'avoir pas rencontré de vibrioniens dans les suppurations de ses opérés et comment M. Demarquay et moi en avons toujours trouvé.

La solution phéniquée employée par M. Lister est à 2 1/2 p. 100, celle de M. Demarquay est à 2 p. 100. L'enveloppement du membre ou de la partie me paraît être beaucoup plus étendu dans les pansements faits par le premier qu'il ne l'est dans ceux faits par M. Demarquay.

Il y a donc dans nos résultats une cause d'inexactitude qu'il est de mon devoir de signaler.

Le pansement ouaté de M. Alphonse Guérin n'a pas mis, il est vrai, d'une manière absolue les plaies à l'abri du développement des micro-organismes; mais il faut reconnaître que ceux-ci y ont été trouvés beaucoup moins nombreux et moins mobiles que dans les pansements ordinaires. Ceci résulte de mes observations personnelles sur un certain nombre d'opérés, et d'après le rapport même de M. Gosselin ils n'y ont pas été retrouvés du tout dans quelques cas.

Ces quelques cas prouvent suffisamment qu'avec le concours de toutes les conditions favorables on peut arriver à les empêcher de se développer.

Il y a donc lieu de poursuivre ces recherches et de ne pas s'arrêter à ces premiers résultats, par cela même qu'ils montrent la possibilité d'arriver à mieux.

Partisan convaincu des pansements antiseptiques, je dois faire ici une réserve, au sujet des assertions de M. Demarquay dans sa dernière communication à l'Académie des sciences, au sujet de la résistance absolue que présenteraient les protozoaires, à l'action des antiseptiques, et je crois qu'il est bon de mettre en garde contre certaines causes d'erreur ceux qui entreprendraient des recherches sur le sujet qui nous occupe.

Si l'on veut juger exactement de l'action antiseptique d'un agent quelconque, il faut apprécier tout d'abord si les protozoaires trouvés dans le milieu observé s'y sont développés ou s'y sont seulement déposés avec les autres poussières atmosphériques.

Dans une salle d'hôpital, dans une salle de chirurgie spécialement, dans un laboratoire d'anatomie, laissez un liquide quelconque, même antiseptique, non mélangé à des substances fermentescibles, dans un vase à ouverture suffisamment large et dirigée en haut, et vous y trouverez toujours, à moins que le liquide, par son action chimique ou corrosive, ne les ait détruits au fur et à mesure de leur arrivée, des micro-organismes à diverses périodes de leur évolution.

Vous ne serez donc pas en droit de conclure, de ce que vous en aurez trouvé dans les mêmes conditions dans un milieu fermentescible, qu'ils y sont parce qu'il y a fermentation. Cherchez-les, en effet, dans toute l'étendue du liquide, et vous ne les trouverez souvent qu'à la surface et dans un état plus ou moins complet d'engourdissement, s'ils se sont trouvés au contact de certains antiseptiques, au fond du vase, au contraire, et dans toute la masse du liquide, aussi bien qu'à la surface, s'il y a véritable fermentation.

Remarquons, en outre, qu'il faut, pour qu'un agent antiseptique puisse exercer son action sur une masse liquide, que cet agent soit parfaitement miscible au liquide ; c'est encore là une condition qui n'a peut-être pas été suffisamment observée.

M. Demarquay a-t-il tenu compte de toutes ces circonstances quand il a étudié l'action des résines, des baumes, si souvent mis en usage par les anciens dans le pansement des plaies ? Il a expérimenté le baume du Pérou, celui du Commandeur, la teinture de myrrhe, la teinture de benjoin, la teinture d'aloès, l'esprit de camphre, l'essence de térébenthine. Aucune de ces substances, dit-il, n'a empêché la genèse des protozoaires, ni modifié l'énergie de leurs mouvements.

Dans une troisième série d'expériences, il a agi sur les liquides albumineux avec le tannin et ses succédanés : les résultats ont été les mêmes.

Toutes ces expériences, ajoute M. Demarquay, prouvent avec quelle puissance ces proto-organismes se développent dans les liquides albumineux nés dans l'organisme et combien sont vains nos efforts pour s'opposer à leur développement à la surface des plaies, puisque les agents dont nous nous servons dans le pansement des plaies, employés avec énergie dans des vases contenant des liquides albumineux, n'ont aucun effet sur la genèse ni sur le mouvement des protozoaires.

Ce n'est donc point, dit-il sous forme de conclusion, dans les divers modes de pansement que l'on trouvera le moyen le plus efficace pour s'opposer à l'action de ces éléments de destruction, mais dans les forces vitales du blessé, dans le milieu salubre où il se trouve placé, circonstances bien importantes, et sur lesquelles naguère M. Sédillot appelait l'attention de l'Académie.

Je ne saurais m'associer à ces conclusions qui pour moi ne représentent pas la vérité tout entière, ni une juste appréciation et des dangers inhérents à la présence des protozoaires dans les suppurations et des moyens propres à assurer la guérison des blessés.

Les soins apportés dans les pansements par tous ceux qui cherchent à faire prévaloir un procédé nouveau ont une telle influence sur la guérison des plaies, qu'on a pu dire bien souvent avec vérité que c'est à eux seuls que doivent être rattachés les succès obtenus par les novateurs.

Voici d'ailleurs quelle est, au sujet de la nocuité plus ou moins grande des vibrioniens, la manière de voir qui m'a été imposée par l'observation rigoureuse des faits :

Les micro-organismes trouvés dans le pus des plaies n'exercent pas sur elles et sur l'individu une action morbigène égale dans toutes les circonstances.

1º Les micro-organismes en petit nombre et peu mobiles, la plaie et l'individu étant d'ailleurs dans de bonnes conditions, n'entravent en rien, du moins en apparence, la cicatrisation.

2º Les micro-organismes très-nombreux et très-prolifères détruisent par liquéfaction les néocytes et pénètrent dans les parties voisines de la plaie et amènent la formation d'abcès de voisinage.

3º Les micro-organismes envahissent l'économie tout entière, par le système lymphatique et le système veineux, mais l'organisme sain résiste, et de la fièvre et des évacuations critiques sont les seules conséquences de cette généralisation.

4º Les micro-organismes ayant envahi un organisme déjà profondément débilité, incapable de résistance et préparé en quelque sorte aux fermentations, la fièvre septicémique se déclare et le blessé meurt sous l'action combinée du toxique venu de la plaie (bactérie) et du virus qu'il a engendré par la décomposition des éléments.

Cette double action ne s'observe que dans cette circonstance, elle ne se manifeste plus lorsqu'on injecte le sang ou le pus altéré à des animaux. Il est d'observation, en effet, que la virulence se substitue alors à l'action toxique et que c'est à la première seulement qu'on doit imputer les accidents ultérieurs et transmissibles par inoculations successives. En dehors de ces circonstances, la putréfaction détruit la virulence.

Les vibrioniens qui témoignent de ces diverses altérations de la matière sont d'autant plus à redouter qu'ils sont plus nombreux et plus vivaces, et ils sont d'autant moins nombreux, mobiles et prolifères qu'ils sont dans un milieu moins aqueux ; or, c'est sous les pansements à la glycérine et à l'alcool que les protozoaires présentent au plus haut degré les conditions qui les rendent moins dangereux pour l'économie. Nous pouvons donc en conclure :

1º Que l'alcool et la glycérine sont les substances qui s'opposent le mieux aux fermentations dans les plaies, en même temps qu'elles favorisent le plus la cicatrisation.

2° Que l'alcool et la glycérine attirant et absorbant l'eau, c'est par la soustraction de l'eau qu'on peut expliquer leur action.

C'est là du reste la théorie admise par notre collègue, le Dr Danet, et dernièrement par M. Béhier sur l'action de l'alcool.

Le choix à faire pour le pansement des plaies entre les divers antiseptiques directs ou indirects, c'est-à-dire entre ceux qui détruisent directement les protozoaires et ceux qui mettent les éléments dans les conditions voulues pour résister aux agents de fermentation, doit être basé en partie sur l'action plus ou moins favorable qu'ils exercent sur les éléments de nouvelle formation. Les antiseptiques qui constitueraient un topique caustique astringent ou diluant à l'excès, etc., ne doivent jamais être employés d'une manière permanente, parce qu'ils présenteraient, au point de vue de la cicatrisation, des inconvénients au moins égaux à leurs avantages comme antiseptiques.

L'eau de Pagliari, décoction aromatique de benjoin, doit, d'après les recherches de notre collègue M. G. de Grandmont, être placé à côté de l'alcool ; elle serait même, d'après lui, plus efficace à divers points de vue. Elle contracte les globules du pus, s'oppose aux suppurations aqueuses abondantes, forme un enduit imperméable aux germes au-dessus de la plaie et agit ainsi comme antiseptique chimique et antiseptique mécanique.

Si maintenant nous appliquons les données précédentes aux pansements des plaies, nous voyons qu'on ne saurait admettre qu'ils restent sans influence sur la cicatrisation de celles-ci et sur les accidents qu'elles engendrent; aussi pouvons-nous dire :

—C'est par un bon pansement, hygiène toute locale de la plaie, qu'on peut empêcher souvent la première étape de l'infection.

Et ajouter que c'est par une hygiène individuelle et une hygiène générale bien entendues qu'on peut éviter la généralisation d'une affection primitivement toute locale, la septicémie.

Le mode de pansement qui me paraît le meilleur est celui qui réunit les avantages de la destruction à ceux de la non-pénétration des germes, en même temps qu'il constitue un topique favorable à la cicatrisation.

Mes conclusions sont aussi celles auxquelles, dans leurs savantes recherches sur les maladies infectieuses, sont arrivés MM. Coze et Feltz qui s'expriment ainsi à ce sujet :

« Nous croyons que jusqu'à présent le meilleur moyen de combattre les infections, c'est de détruire les germes partout où on peut les atteindre, principalement dans l'atmosphère des locaux affectés à ces maladies et sur la surface des plaies. »

Depuis que j'ai écrit ces lignes, résultat pour la plupart d'observations personnelles attentives et nombreuses, M. Albert Bergeron a présenté à l'Académie des sciences, sur la présence et la formation des vibrions dans le pus des abcès une note et des conclusions au sujet desquelles je désire vous soumettre quelques observations :

Notre confrère a trouvé des vibrions dans le pus provenant d'abcès chauds développés chez l'adulte. Il n'en a pas trouvé dans le pus d'abcès chauds développés chez l'enfant et dans le pus d'abcès froids développpés sur des individus de tout âge. N'ayant pas trouvé la porte d'entrée par laquelle les germes avaient pu pénétrer, M. Bergeron a cru pouvoir affirmer, ainsi que l'indique le titre de son travail, la genèse des vibrioniens à l'abri de l'air, autrement dit, la génération spontanée au moins dans les milieux de l'économie.

Le fait signalé par lui est, au moins en apparence, en complet désaccord avec ce que j'ai observé moi-même et ce que j'ai communiqué à l'Académie des sciences, car j'ai recherché les vibrioniens dans le pus d'abcès développés chez des adultes exclusivement, n'ayant pas eu l'occasion d'en examiner d'autres, et je n'ai jamais trouvé de vibrioniens dans le pus quand il s'était formé en l'absence de lésion cutanée ou muqueuse pouvant servir de porte d'entrée aux germes; mais M. Bergeron et moi avons-nous opéré dans les mêmes conditions et ne pourrions-nous pas trouver dans la connaissance de ces conditions différentes la raison de cette divergence dans nos résultats? Je n'ai fait dans un hôpital (à la Maison de santé, avec M. Demarquay) qu'une partie de mes recherches, les autres ont été faites à la campagne, à Vittel ou en ville. Or, je n'ai jamais trouvé, je le répète, dans ces conditions, la santé générale du blessé étant d'ailleurs bonne, des micro-organismes dans le pus des abcès. M. Bergeron a opéré dans un hôpital, dans le service de chirurgie de M. Gosselin ; que n'a-t-il tenu compte de la température, du temps que les malades avaient passé dans les salles avant l'ouverture de l'abcès, de l'état des fonctions digestives, etc. N'y avait-il pas en même temps qu'un abcès, un état gastrique plus ou moins accusé, n'y avait-il pas chez eux de la fièvre, en un mot des conditions qui peuvent rendre perméables aux germes les surfaces normalement imperméables et qui d'une part permettent à l'organisme de se laisser envahir, et d'autre part l'empêchent de réagir suffisamment contre l'évolution des parasites microscopiques. Ce que j'ai dit des plaies je le dis de toutes les surfaces pouvant devenir absorbantes à la surface externe ou interne du corps.

Ne voyons-nous pas dans toutes les maladies internes de nature infectieuse, dans les maladies à ferment (fièvre typhoïde, variole, rougeole, etc.), les vibrioniens pénétrer et évoluer dans l'organisme et cela avec d'autant plus de facilité et d'énergie que les conditions hygiéniques sont plus mauvaises, que les micro-organismes infectants ont déjà vécu dans un plus grand nombre d'organismes semblables. S'il en était ainsi, c'est-à-dire si les vibrioniens provenaient de la pénétration par les voies digestives ou peut-être par les parties supérieures des voies respiratoires ou la peau, on devrait retrouver dans le sang des vibrioniens analogues à ceux reconnus dans les abcès.

L'abcès ne serait qu'un des émonctoires par lesquels ils sont éli-

minés de l'organisme. Je ne dis pas que l'abcès serait dû en propre
à la présence des vibrioniens dans les liquides de l'économie, mais
que l'abcès se formant sous l'influence d'une cause quelconque pendant que l'organisme s'est laissé envahir par des germes de fermentation, attire et fixe ces micro-organismes mieux que toute autre partie.

Ce qui m'engage à vous proposer cette explication et à manifester
devant vous le désir, qu'à l'occasion, avant d'ouvrir un abcès dont
on veut examiner le pus dans un but scientifique, on note toutes les
conditions dans lesquelles se trouve l'état général de l'individu et
l'état des parties malades elles-mêmes, c'est que précisément la présence des vibrioniens dans le pus des abcès chauds sans communication directe avec l'atmosphère est loin d'être aussi constante qu'on
aurait pu le croire, à la lecture du travail de M. Bergeron. Pour ma
part, je ne les ai pas rencontrés et je les ai cependant cherchés avec
soin. Le savant chirurgien de la Charité, M. Gosselin, dans le service duquel les expériences de M. Bergeron ont été faites et M. Bergeron lui-même reconnaissent que le fait n'est pas constant et que
les vibrioniens ont été trouvés dans quelques cas, et ne l'ont pas
été dans d'autres. C'est précisément la détermination de ces cas divers que je voudrais voir préciser par des recherches ultérieures.

Si chez un malade qui a séjourné pendant un certain temps dans
une salle de chirurgie on retrouve des vibrioniens, agents d'infection, là où on n'en aurait pas trouvé, si le malade n'avait pas été
hospitalisé, quelle arme terrible cette découverte ne fournirait-elle
pas contre le système hospitalier actuel !

« Les vibrions, dit M. Bergeron, se rencontrent dans le pus des
abcès sans qu'on puisse invoquer le contact de l'air extérieur, » et
plus loin : « On ne saurait admettre que, dans ce cas, les vibrions puissent pénétrer dans le foyer de l'abcès par le système lymphatique
ou le système circulatoire sanguin, tous deux absolument intacts. »

Je m'étonne de voir présenter ainsi et d'une manière aussi affirma-
tive une semblable interprétation de faits qui me paraissent excep-
tionnels et, me basant sur mes propres recherches et plus encore
sur les magnifiques expériences de M. Pasteur, je n'admettrai pour
l'instant autre chose dans les assertions précédentes que le fait
même de la présence des vibrioniens ; il est réel puisqu'il a été constaté d'une manière assez évidente par MM. Gosselin et Bergeron
pour être affirmé devant l'Académie.

Mais on ne saurait pour cela, sans risquer de poser des conclusions
prématurées, affirmer que des vibrioniens se sont développés à l'abri
de l'air et des germes atmosphériques, c'est-à-dire qu'il se passe là
un phénomène qui ne se passe nulle part ailleurs.

Les muqueuses nasale et pharyngienne fréquemment, la muqueuse gastro-intestinale assez souvent servent de porte d'entrée
aux germes morbides, bien qu'à l'état normal ces tissus s'opposent à
leur pénétration. La peau elle-même, distendue outre mesure, altérée

par l'inflammation, ne peut-elle pas devenir perméable aux germes atmosphériques qui s'y déposent en abondance?

On ne saurait encore répondre d'une manière positive à toutes ces questions; mais on peut invoquer des analogies et demander à l'observation et à l'expérimentation de les contrôler.

En résumé, des faits mis en lumière par M. Bergeron il ne résultait pas pour moi que les vibrioniens puissent se développer sans germes, mais que, dans un hôpital, ils trouvent chez les malades de telles conditions de développement et de telles facilités de pénétration que, forçant souvent les barrières physiologiques, ils envahissent l'organisme et préparent ainsi l'évolution des accidents septicémiques d'origine habituellement locale.

Je serai heureux que des expériences ultérieures, faites simultanément à la campagne, en ville et à l'hôpital, viennent nous édifier sur ce point. Je suis convaincu que nous trouverons là encore de nouveaux arguments à faire valoir en faveur de la double nécessité et d'appliquer un bon pansement, et d'entretenir les blessés dans les meilleures conditions possibles d'hygiène générale.

Pour s'assurer de l'existence ou de la non-existence d'agents septiques dans les milieux de l'économie, il faudrait toujours, quand on trouve des vibrioniens dans le pus d'un abcès, les rechercher dans le sang surtout au voisinage de l'abcès et confirmer les renseignements fournis par le microscope par ceux que donnerait l'inoculation.

On ne saurait nier, en effet, ainsi que cela résulte de recherches très-nombreuses et très-précises, que les propriétés des éléments septiques ne deviennent de plus en plus actives en passant par plusieurs organismes semblables successivement.

Dans une lettre sur les fermentations organiques, adressée au comité de rédaction de la *Gazette hebdomadaire* (n° 5, février 1875), le Dr A. Poulet, médecin militaire, reproduit une partie de mes conclusions, celles précisément qui sont battues en brèche par M. Bergeron, et il dit : « J'apporte à l'appui de ces propositions une série de faits qui résultent d'un assez bon nombre d'observations. »

M. Poulet considère, d'après ses propres observations, comme assez fréquent le passage des vibrioniens ou de leurs germes du tube digestif plus ou moins enflammé dans les liquides et les tissus sous-jacents, et il pense que ce premier temps de leur migration étant opéré, ils peuvent, dans un certain nombre de cas, à *l'abri du contact immédiat* de l'air, continuer leur évolution et opérer les transformations qu'ils opèrent habituellement à l'air libre.

Les vibrioniens, disent MM. Coze et Feltz, peuvent traverser les membranes comme ils traversent les filtres et les papiers dialyseurs. Pour ces savants expérimentateurs, les surfaces qui servent de voie d'introduction aux germes septiques sont, par ordre de fréquence, la muqueuse nasale, la muqueuse pharyngienne, la muqueuse gastro-intestinale. Il n'est pas question ici des solutions de continuité de la peau, des veines, du tissu cellulaire qui ne sont que des voies artificiellement ouvertes.

On voit que même sans faire intervenir dans le débat la haute appréciation et les savantes recherches plus scientifiques que médicales de M. Pasteur, je trouve un certain nombre d'arguments en faveur de la thèse que je soutiens avec conviction : la genèse des vibrioniens par les germes atmosphériques provenant de la plaie ou de toute autre porte d'entrée offerte à leur accès.

Quant à la présence de vibrioniens dans le pus de quelques abcès chauds et à leur absence dans le pus des abcès froids, elle pourrait peut-être trouver aussi une explication dans ce fait que j'ai maintes fois constaté, à savoir que : le développement des vibrioniens est beaucoup plus rapide dans le pus des abcès chauds que dans le pus des abcès froids, mis en expérience, à l'air libre, dans les mêmes conditions. De plus, l'organisation et l'absence d'inflammation périphérique intense autour de l'abcès froid diminuent les chances d'envahissement de ces abcès par les micro-organismes.

Nous ne devons voir, en résumé, jusqu'à preuve contraire, dans les résultats présentés par MM. Bergeron et Gosselin, qu'un motif de plus de chercher dans les conditions d'hygiène générale et d'hygiène locale les moyens de nous opposer à la septicémie.

Le pansement ouaté de M. Alph. Guérin offre à ce point de vue des avantages incontestables que M. Gosselin, dans son rapport à l'Institut, attribue aux soins préliminaires, à la compression régulière et élastique, à l'immobilisation, à l'uniformité de température, à la rareté des pansements et enfin à l'éloignement des agents de l'infection nosocomiale.

Le pansement de Lister qui a pour but de réunir les avantages de la destruction à ceux de la non-pénétration des germes atmosphériques, est une application bien conçue de la méthode des pansements par occlusion et des pansements antiseptiques.

Les soins recommandés pour l'enveloppement exact de la plaie et des parties voisines indiquent que l'auteur, bien que jugeant nécessaire de lever tous les jours d'abord, puis tous les 2, 3, 4, 5 jours l'appareil, veut néanmoins bénéficier des avantages de l'occlusion.

L'agent employé, l'acide phénique, est un antiseptique, cela est vrai, mais il a des inconvénients qui contrebalancent ses avantages ; car il y a, pour obtenir la guérison d'une plaie, autre chose à faire qu'à détruire les germes, il faut assurer autant que possible une marche régulière à la cicatrisation ; or c'est là, les observations de M. Demarquay le démontrent, qu'est le côté défectueux du pansement de Lister ; il donne aux plaies un aspect blafard, à la suppuration une nature séreuse, aux vaisseaux un état de relâchement, de débilité pour ainsi dire, qui a paru manifestement favoriser les hémorrhagies. Les plaies soumises à ce pansement offrent l'aspect de pièces anatomiques en macération.

Lister a sans doute reconnu quelques-uns de ces inconvénients dans sa manière de pratiquer ; car il a eu recours assez souvent, précisément pour éviter de gêner la marche de la cicatrisation, à l'emploi d'une solution d'acide borique qu'il considère comme un puissant antiseptique, mais que sa non-volatilité empêche d'être propre au pansement des plaies profondes ainsi qu'à la pulvérisation (Cl. Darutz.).

Le chirurgien d'Edimbourg emploie en outre fréquemment une solution contenant 2 gr. de chlorure de zinc pour 31 d'eau dans le but d'empêcher une plaie récente de se laisser pénétrer par les germes atmosphériques pendant la période qui précède l'organisation des granulations. L'action antiseptique de la solution de chlorure de zinc se prolonge pendant deux ou trois jours.

S'il est un agent qui réunisse les conditions voulues pour exercer une action antiseptique et favoriser la marche régulière des plaies, c'est celui qu'il faudra choisir pour remplacer dans le procédé très-ingénieux de Lister la solution phéniquée. Je n'en connais pas à ce double point de vue de meilleur que l'alcool qui conserve ses propriétés jusqu'à un état de dilution de 70 0/0.

Comme antiseptique mécanique, aucun tissu n'est supérieur à l'ouate. Ce sont donc là à mon avis les deux éléments d'un bon pansement antiseptique.

Mais la manière de les employer doit, pour en assurer l'action, être soumise à certaines règles.

Nous avons tous remarqué que, lorsque nous enveloppons une partie quelconque, enflammée ou non, avec un tissu imperméable, nous provoquons dans cette partie une transpiration locale souvent très-abondante et consécutivement un état de macération marqué de la peau. Dans les plaies soumises au pansement de Lister, dont une des pièces est, comme vous le savez, une toile imperméable, nous voyons toujours la suppuration séreuse, les bourgeons charnus, flasques, à peine apparents, les lambeaux mous et comme macérés; nous voyons, comme conséquence, de cet état des hémorrhagies, veineuses spécialement, se produire avec facilité. On ne saurait attribuer cette apparence de la plaie qu'à la macération dont elle est l'objet de la part du liquide pulvérisé, de la part du produit de la transpiration locale et de la part de la suppuration séreuse elle-même. Attribuant par analogie une grande partie de ces effets à la présence de la toile imperméable dans le pansement, et sachant d'autre part que l'ouate seule suffit à tamiser l'air et à le débarrasser des germes atmosphériques, je considère comme inutile et dangereuse l'application de tout enduit ou tissu imperméable recouvrant tout le pansement.

Il n'en est pas ainsi d'un enduit imperméable qui réunit les bords extrêmes des pièces du pansement à la peau. Un enduit ainsi ap-

pliqué assure l'occlusion, empêchant l'écoulement de pus ou de se-
rosité qui pourrait se faire au-dessous de l'ouate d'arriver jusqu'aux
limites du pansement.

L'application faite par M. Sarrazin d'un enduit imperméable de
goudron sur toute l'étendue du pansement, a eu de très-heureux résultats au milieu d'un foyer d'infection ; le développement de la
pourriture d'hôpital notamment a été ainsi empêché. Mais ce moyen
ne peut que participer aux inconvénients reconnus aux tissus imperméables, il ne me paraît donc pas remplir toutes les indications. Je
lui reconnais néanmoins des avantages en ce qu'il peut très- exactement assurer l'occlusion. C'est une application de l'occlusion pneuma-
tique de M. Jules Guérin.

Il me paraît très-utile que de l'air tamisé, purifié, maintenu à
une température constante, arrive sur la plaie et qu'une compression
douce, élastique et continue s'exerce sur les tissus voisins de la plaie.
L'emploi du drain de caoutchouc m'a aussi paru très-favorable à
l'écoulement soit des sanies irritantes qui s'écoulent de la plaie
pendant les premiers jours, soit de la suppuration elle-même. Les
soins de propreté ont aussi une influence favorable manifeste sur
la marche régulière des plaies ; mais d'autre part les pansements
rares sont évidemment très-avantageux à tous les points de vue.

La valeur de chacun des éléments qui entrent dans un pansement
antiseptique étant ainsi déterminée par l'expérience, si nous réunis-
sons ce qui nous paraît offrir de réels avantages, nous pouvons arriver à établir les règles générales à suivre pour faire un bon pansement et les moyens propres à l'exécuter.

Les pansements antiseptiques bien faits peuvent être considérés
comme des moyens propres à prévenir la septicémie de cause locale.

Diminuant les chances d'infection, ils doivent être appliqués d'une
manière générale, surtout dans les hôpitaux.

Ne répondant pas complètement, tels qu'ils sont faits ctuellement,
aux diverses indications que doit remplir un bon pansement, ils doivent subir quelques modifications.

Voici celui que je propose : Les éléments qui entrent dans sa com-
position ou qui sont nécessaires à son application sont, en suivant
l'ordre de leur emploi :

1° Un appareil de Richardson destiné à pulvériser finement de
l'alcool ;

2° Des fils à ligature dits *catguts* en intestin grêle de mouton, pré-
parés et conservés suivant les indications données par Lister ;

3° Un appareil en caoutchouc en tout semblable à celui qu'a employé le Dr Abeille dans les cas de fracture des membres avec plaie
et dans les cas d'abcès par congestion.

Cet appareil consiste en un tube de caoutchouc, deux robinets et
deux poires molles vides d'air. Le tube de caoutchouc vulcanisé est

percé de trous vers son milieu et muni à ses deux extrémités d'un robinet dont les prolongements à renflements successifs assurent une obturation complète. A l'extrémité libre de ces robinets s'adaptent de la même manière les deux poires en caoutchouc dont l'une est destinée à recevoir de l'alcool à injecter dans la plaie, l'autre à recueillir la suppuration venant de la plaie et l'alcool injecté par la poire supérieure ;

4º Un linge fin fenêtré et enduit largement de glycérine pure non acide ;

5º Une série de feuilles d'ouate de belle qualité ;

6º Des bandes et du fil et des épingles pour les fixer ;

7º Un enduit imperméable, poix, goudron, gutta-percha et goudron, ou tout autre capable d'adhérer aux pièces du pansement et à la peau sans enflammer celle-ci et ne nécessitant pas pour son enlèvement des tractions douloureuses ou l'intervention d'un dissolvant irritant.

La pulvérisation de l'alcool pendant la durée des opérations me paraît préférable à la pulvérisation de l'acide phénique pour les motifs que j'ai indiqués. Mais je ne la crois pas absolument indispensable, car dans le cas où des pansements antiseptiques ont été appliqués avec tous les soins voulus sur une plaie déjà ancienne ou sur une plaie accidentelle, ils ont manifestement agi sur la prolifération des micro-organismes. Mais si opérer dans un nuage de poussière alcoolique ne me paraît pas indispensable, absterger et imbiber largement la plaie avec l'alcool pulvérisé me paraît au contraire indispensable. On arrive par ce moyen à débarrasser la plaie de toutes les parcelles organiques ou inorganiques qui agiraient ultérieurement comme corps étrangers irritants, soit par le fait de leurs décompositions, soit par le fait seul de leur présence.

Les ligatures restant seules ainsi dans la plaie, et pouvant subir une sorte de digestion de la part des tissus proliférants, m'ont paru n'entraver nullement la marche de la cicatrisation lorsqu'elles ont été faites dans les conditions indiquées par Lister. Aussi, suis-je d'avis que ce mode de déligation doit être préféré à tout autre quand un pansement par occlusion doit être appliqué.

Les ligatures faites, le lavage de la plaie étant opéré par la projection prolongée d'un jet d'alcool pulvérisé, le tube en caoutchouc servant de drain, largement imbibé d'alcool *intus et extra*, doit être appliqué dans la partie la plus profonde de la plaie et autant que possible dans une direction verticale ou oblique de haut en bas. Les fenêtres qui y sont pratiquées en tous sens doivent être larges surtout à la partie inférieure, et porter sur une étendue un peu supérieure à celle de la plaie, afin que dans la partie déclive et coudée du tube se trouvent encore deux ou trois pertuis destinés à faciliter l'écoulement des liquides de la plaie dans la poire inférieure. Les deux chefs du tube sont ramenés et maintenus dans la position qu'ils doivent occuper.

Une fine compresse, percée de fenêtres étroites portant deux incisions correspondantes aux points de sortie du tube et largement imbibée de glycérine pure, est appliquée par-dessus et est recouverte par une série de feuilles d'ouate et une bande appliquées suivant les règles posées par M. A. Guérin, avec ces seules différences que la première feuille d'ouate est imbibée largement d'alcool, et qu'elle est ainsi que les suivantes percée d'un pertuis suffisant pour laisser passer le tube à drainage.

Une couche d'enduit imperméable, appliquée sur les limites du pansement et sur la peau, ainsi que sur les points d'émergence du tube, dans une étendue suffisante pour assurer une occlusion parfaite, complète l'appareil. Un tour de bande maintient le tube et les poires dans la position la plus convenable. Une injection d'alcool par la poire supérieure est aussitôt poussée pour détruire les germes qui pourraient avoir résisté au lavage du tube et à la pulvérisation d'alcool. Les robinets étant refermés pendant que le liquide remplit le tube, l'air qu'il contiendra à l'avenir ne sera que de l'air tamisé par le pansement ouaté ou de l'air saturé d'alcool inclus sous le pansement au moment de son application. Dès lors des lavages réitérés autant qu'on le juge convenable peuvent être opérés, grâce au jeu combiné des poires et des robinets, sans que l'air extérieur, non tamisé, puisse s'introduire. Les avantages incontestables du pansement par occlusion se trouvent ainsi réunis à ceux qui résultent du maintien des plaies dans un parfait état de propreté.

Je me permettrai, en terminant cette communication, de demander à la Société, qui possède parmi ses membres des hommes dont le nom est déjà attaché aux importantes questions que j'ai seulement effleurées, de vouloir bien laisser la question des fermentations intra et extra-organiques à l'ordre du jour de ses séances, et m'adressant à messieurs les vétérinaires, notamment à MM. Signol et Mégnin, je leur demanderai de vouloir bien nous prêter en cette circonstance leur concours si utile et si éclairé.

M. Bouloumié demande qu'une commission soit nommée pour suivre ses expériences et entreprendre de nouvelles recherches sur les micro-organismes dans les milieux de l'économie.

Sont nommés membres de la commission :

MM. Bouloumié, Saison, Verité, docteurs-médecins ;
Mathieu, Mégnin, Nogart, médecins-vétérinaires ;
Jolly, pharmacien-chimiste.

Paris. — Typ. A. PARENT, rue Monsieur-le-Prince, 29-31.

www.ingramcontent.com/pod-product-compliance
Lightning Source LLC
LaVergne TN
LVHW011042050726
842519LV00004B/1490